百角文库

探秘人体
为什么
会渴

谢柏樟 著

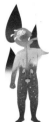

中国少年儿童新闻出版总社
中国少年儿童出版社
北 京

图书在版编目（CIP）数据

为什么会渴 / 谢柏樟著 . -- 北京 : 中国少年儿童
出版社 , 2024.1（2024.7重印）
（百角文库 . 探秘人体）
ISBN 978-7-5148-8415-9

Ⅰ . ①为… Ⅱ . ①谢… Ⅲ . ①人体 – 青少年读物
Ⅳ . ① R32-49

中国国家版本馆 CIP 数据核字 (2023) 第 254457 号

WEISHENME HUI KE
（百角文库）

出版发行： 中国少年儿童新闻出版总社
中国少年儿童出版社

执行出版人：马兴民

丛书策划：马兴民 缪 惟		美术编辑：徐经纬
丛书统筹：何强伟 李 橦		装帧设计：徐经纬
责任编辑：张云兵 王智慧		标识设计：曹 凝
责任校对：刘 颖		封面图：晓 劼
插 图：晓西插画工作室		责任印务：厉 静

社 址：北京市朝阳区建国门外大街丙 12 号 邮政编码：100022
编 辑 部：010-57526268 总 编 室：010-57526070
发 行 部：010-57526568 官方网址：www.ccppg.cn
印刷：河北宝昌佳彩印刷有限公司
开本：787mm×1130mm 1/32 印张：3
版次：2024 年 1 月第 1 版 印次：2024 年 7 月第 2 次印刷
字数：35 千字 印数：5001-11000 册
ISBN 978-7-5148-8415-9 定价：12.00 元

图书出版质量投诉电话：010-57526069 电子邮箱：cbzlts@ccppg.com.cn

序

　　提供高品质的读物，服务中国少年儿童健康成长，始终是中国少年儿童出版社牢牢坚守的初心使命。当前，少年儿童的阅读环境和条件发生了重大变化。新中国成立以来，很长一个时期所存在的少年儿童"没书看""有钱买不到书"的矛盾已经彻底解决，作为出版的重要细分领域，少儿出版的种类、数量、质量得到了极大提升，每年以万计数的出版物令人目不暇接。中少人一直在思考，如何帮助少年儿童解决有限课外阅读时间里的选择烦恼？能否打造出一套对少年儿童健康成长具有基础性价值的书系？基于此，"百角文库"应运而生。

　　多角度，是"百角文库"的基本定位。习近平总书记在北京育英学校考察时指出，教育的根本任务是立德树人，培养德智体美劳全面发展的社会主义建设者和接班人，并强调，学生的理想信念、道德品质、知识智力、身体和心理素质等各方面的培养缺一不可。这套丛书从100种起步，涵盖文学、科普、历史、人文等内容，涉及少年儿童健康成长的全部关键领域。面向未来，这个书系还是开放的，将根据读者需求不断丰富完善内容结构。在文本的选择上，我们充分挖掘社内"沉睡的""高品质的""经过读者检验的"出版资源，保证权威性、准确性，力争高水平的出版呈现。

通识读本，是"百角文库"的主打方向。相对前沿领域，一些应知应会知识，以及建立在这个基础上的基本素养，在少年儿童成长的过程中仍然具有不可或缺的价值。这套丛书根据少年儿童的阅读习惯、认知特点、接受方式等，通俗化地讲述相关知识，不以培养"小专家""小行家"为出版追求，而是把激发少年儿童的兴趣、养成正确的思考方法作为重要目标。《畅游数学花园》《有趣的动物语言》《好大的地球》《看得懂的宇宙》……从这些图书的名字中，我们可以直接感受到这套丛书的表达主旨。我想，无论是做人、做事、做学问，这套书都会为少年儿童的成长打下坚实的底色。

中少人还有一个梦——让中国大地上每个少年儿童都能读得上、读得起优质的图书。所以，在当前激烈的市场环境下，我们依然坚持低价位。

衷心祝愿"百角文库"得到少年儿童的喜爱，成为案头必备书，也热切期盼将来会有越来越多的人说"我是读着'百角文库'长大的"。

是为序。

马兴民

2023 年 12 月

目　录

敲响毒瘤的丧钟

人群里有坏人，我们身体里也有坏蛋。

这个坏蛋，就是毒瘤细胞。

毒瘤，每年要从地球上夺走几百万人的生命！

好细胞怎么变坏

1911 年，一位在美国研究肿瘤的科学家劳斯，在鸡身上的肉瘤中，发现了病毒。那个年代，科学家只知道病毒是传染病的祸首，劳斯却说：病毒可以长肿瘤！

许多科学家对他发出嘲笑。

50多年之后，劳斯的说法终于得以证实，他因此获得了诺贝尔生理学或医学奖的荣誉，人们也由此对毒瘤的来历有了新认识。

劳斯的发现，促使科学家们要对这种"致癌病毒"弄个明白。有人宣布，在鸡的肉瘤病毒体内，存在两种"基因"（基因，是英文gene的音译，它是细胞染色体内携带遗传信息的单位）：一种基因用来复制自己，繁衍后代；另一种基因，专门让鸡长出毒瘤。科学家给后者起了个名字：癌基因。

继续研究，却让科学家们目瞪口呆了：这种癌基因，不光存在于毒瘤细胞内，居然在正常细胞的染色体里也能找到它的身影。而且，更让人捉摸不透的是，除了鸡身上的正常细胞和肉瘤细胞之外，天上飞的、水中游的、地上爬的所有动物，体内全都存在癌基因！我们人怎么样？不用说，同样有！

咦，这是怎么回事？

正巧，这时候有两位美国研究人员考恩和蒙太尔西妮在做一个不太显眼的实验：他们取出老鼠口内的唾液腺，把它磨碎之后，加上些液体，注射到刚出生的幼鼠身上。不想幼鼠睁眼和出牙的时间，都提前了几天。这个实验，看起来平平常常，人们对它并不放在眼里。只有考恩心中在暗想：是不是这种液体含有一些特殊东西，能让幼小的生命早些成长？经过两年的努力，他终于找到了这种化学物质，那就是"增殖因子"。

与此同时，另外几位科学家把正常细胞里的癌基因分离了出来。经过一番研究，发现癌基因所生产出来的蛋白质，和增殖因子的成分一模一样。这一来，真相大白，原来正常细胞里的癌基因，并非是个只干坏事的家伙。此后，又陆续发现它对正常细胞还干着些别的好事。科学家们对癌基因的看法，一下转了个 180 度的大弯！

可是，疑问没有彻底解决。既然癌基因干着好事，为什么毒瘤细胞里总有它的踪迹，会不会是它在扮演着双重角色？

一点儿也不错！癌基因这家伙，在身体正常的时候，它长出增殖因子，让身体细胞快快长大，还能使伤口加速愈合。但一遇到意外情

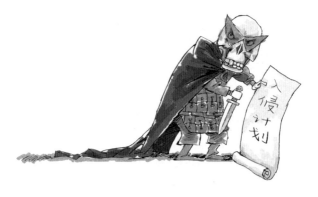

况，比如，长期地接触放射物质、化学污染，服用不良药物，甚至长期的病毒感染，那些直接受害的癌基因就会经不住这类打击，很容易将正常细胞摇身一变，变成了毒瘤细胞！光是变坏也就罢了，它们还使劲地长出增殖因子，毒瘤细胞受到增殖因子的刺激，马上会疯长猛增。所以，新长出来的毒瘤细胞，总是歪头斜脑，不成样子。

这就是正常细胞变坏的原因。

变坏还有其他原因

好端端的细胞能变成坏蛋，毒瘤细胞这不是太可怕了吗？

你不用害怕！

这里先讲个故事。

1958 年，日本的一位科学家冈田善雄，把一种名叫仙台的病毒，注进得了癌症的老鼠体内，却意外地见到了一副怪相：本来独立的两个癌细胞，居然融合成为一体。显然，仙台病毒起了作用。七年之后，牛津大学的研究人员哈里斯，也用仙台病毒做了同样的实验，发现正常细胞和正常细胞同样可以融合为一体。于是他把一个正常细胞和一个癌细胞放在一起，加上仙台病毒，哈里斯想看看结果怎样。如果融合成了癌细胞，说明癌细胞厉害；要是融合

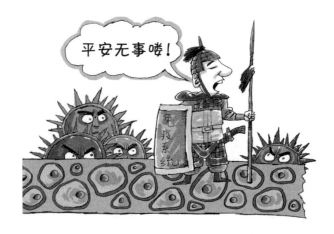

后是个正常细胞，就是正常细胞战胜了癌细胞。

你猜结果怎样？

融合出来的是一个正常细胞！

哈里斯对这个结果并不放心。为了证明结果的正确无误，他把融合后的细胞移植到动物身上，却不见癌瘤长出。这些实验着实使科学家兴奋不已，因为，这说明，正常细胞里面可能存在着让毒瘤细胞害怕的东西！

事实果真如此，后来科学家找到了它，那就是 p53 基因，也就是"癌瘤抑制基因"。它的主要功能，是能把变坏了的细胞改正过来。

不过，很多事情总是有好的一面，也有坏的一面。假如癌瘤抑制基因本身出了毛病，它不管事了，事情会怎样？

那就会很糟！

好细胞变坏之后，就失掉了压制变坏细胞

（或者说修正那个坏细胞）的本领了，毒瘤细胞就会肆无忌惮地发展壮大，人就要遭殃！

这么看来，人会长出癌瘤，都是由于癌基因（也有人叫它"原癌基因"，因为它本来对人干着有益的事）受了不良的刺激，发生突变，于是开始变坏。这时，要是癌瘤抑制基因很健全，它会毫不客气地将变坏了的细胞改正过来，毒瘤也就被消灭在萌芽之中，人会照常活得健康强壮。假如，好细胞变坏之后，癌基因使劲生产增殖因子，或者癌瘤抑制基因不管事了，结果当然不堪设想。毒瘤细胞就会自由自在，大摇大摆地在人体里发芽生根，毒瘤于是形成了。

但有些问题，还找不到一个确切的答案。

举个例子来说，科学家发现日本妇女得乳腺癌的人数比美国妇女得乳腺癌的人数少得多。于是科学家认为，这可能是由于日本妇女身上隐藏着一些抵抗乳腺癌的基因，她们代代相传，因此，日本妇女就很少受到乳腺癌的侵犯。

正当持这种观点的科学家满怀希望地寻找这种基因的时候，另外一个消息却让这些科学家大吃一惊。原来，有不少移居美国的日本妇女，她们得乳腺癌的概率，是居住在日本本土妇女的整整四倍。同样的日本人，出了国就不一样了，可见这就不是基因的问题了。

那么，不是基因，又是什么原因呢？

致癌的原因，就是不肯露面，它究竟躲在哪里呢？

科学家相信，随着科学技术的发展，找到致癌的原因，为期不会太遥远！

笑气的故事

医学界曾经发生过这么一件有趣的事，那是在遥远的 1844 年。

一位名叫科尔顿的美国人，带着一种能使人哈哈大笑的化学气体，到处设摊，招揽大家来尝试这种神奇的"魔气"。有一天，他在一个戏院里，对着好奇的人们，鼓吹他的"魔气"如何了得，竭力拉台下的观众上台来试一试。一个商人走上台来，科尔顿打开气瓶，让商人闻了几下，商人果然前仰后合，狂笑不止。科

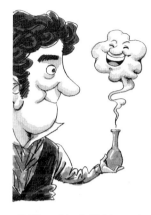

尔顿非常得意。过了一会儿，一个年轻人走上台来也要求试试，科尔顿同样给他闻了"魔气"。可是几分钟过去了，年轻人不但不笑，反而闭着眼、铁青着脸。台下的观众刚要起哄，那个年轻人忽然从椅子上一跃而起，手舞足蹈地跳下台去，不想正好绊在台下的座位上，一跤摔下去，把小腿骨都摔断了。可是那个年轻人还不肯停息，爬起来继续狂奔。幸好，身边的观众从惊愕中清醒过来，马上把他按倒在地，费了九牛二虎之力，才把他送进了医院。

在观众之中，有一位名叫华尔士的牙科医生目睹了这一幕。有一点使他很吃惊：为什么这个年轻人连骨头都摔断了，却不喊一声痛，还继续狂奔？可见科尔顿给他闻的气体，具有麻醉作用。如果给病人闻过这种气体后再动手术，病人不就没有痛感了吗？于是华尔士在给人拔牙之前，先让人闻这种气体，然后拔牙，病人真的一点儿痛苦也没有。这一下，华尔士出了名，名声传到美国波士顿麻省总医院。这所医院里的名医们，请华尔士去做示范。没想到华尔士这次却砸了锅，手术刚开始，病人就大声喊痛。那些围观手术的医科教授和学生，大骂华尔士是"骗子"，华尔士羞愧而退。

这件事说明，华尔士有敏锐的观察力，能想到利用这种气体来做麻醉药。这是在华尔士之前，从未有过的事。可惜由于当时他对这种气体的性能掌握得还不够多、不够好，所以才在众人面前失了手。实际上，直到170多年后的今天，这种气体还是被麻醉学家所认可，它的名字，就叫"笑气"（它的正式名称"一氧化二氮"反而鲜为人知）。

今天，麻醉学已经成为医学中的一个重要分支，因为麻醉的出现，外科手术才能从梦想变为现实！

尽管全身麻醉已经发明了 170 多年，全世界每年有千万人在无痛中进行手术。可是，为什么麻醉后刀割、电切、翻肠搅肚，病人会全无痛感？究竟麻药在人体里是怎样起作用的？为什么手术结束，病人又会逐渐醒来，以后又恢复如初？这些疑问，100 多年前就有人提出，可是直到今天，仍然没有确切的答案。

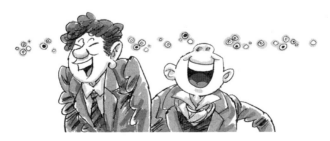

人为什么会被"麻"过去

很早以前就有人提出：全麻药都有一种化学特性，它们爱和油类的东西相结合，叫作"亲脂性"。人的脑子里就含有大量的油（多数是"磷脂"一类的东西）。所以，这些麻药随着血流流过脑子的时候，很快被脑子吸收。双方的结合，使脑细胞的正常活动受到干扰，于是病人处于昏睡状态，大脑感觉不到手术部位传来的疼痛。手术结束后，麻药一点点从脑子中排走，于是，脑子又恢复了正常功能，人也就慢慢地苏醒过来，这就是"脂质学说"。不过，这个说法还有许多让人不明白的地方：麻药融入

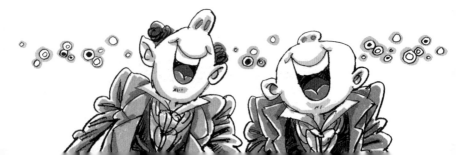

脑子，为什么脑的活动就变样了呢？如果注射进去纯油（比如橄榄油），为什么就没有麻醉作用呢？所以，麻药带有亲脂性，只是它能进到脑子里去的第一步，进到脑内之后，必定还有别的作用在进行，这正是需要我们弄清楚的问题。

后来，有人想到，会不会是裹在脑细胞外面的那层薄膜（科学家称它为"细胞膜"）出了故障，所以脑细胞就改变了正常活动。因为脑的细胞膜是由磷脂构成的，全麻药流过那里，马上就和这些细胞膜相结合。这一来，把脑细胞和外界的出入门户全堵住了，有些东西进不去，有的东西又出不来。于是，那些从手术部位传来的疼痛刺激，就无法在脑细胞之间传递，当然就感觉不到痛了。这个说法，听起来有些道理，可是无法在脑细胞上直接得到证据，使科学家们感到苦恼。

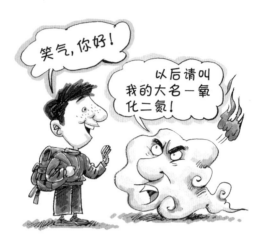

　　以后，又有人认为：全麻作用可能就发生在脑细胞和脑细胞相连接的地方。如果你在显微镜下看一看脑细胞的样子，你一定会觉得："啊哟，原来是这个模样！"小小的身子，拖着一条长长的尾巴；尾巴的一头，又搭在另外一个脑细胞身上。有的脑细胞身上，搭着好几条尾巴。它们就是靠着尾巴与身子的连接来传递消息的。细心的科学家发现，一个脑细胞的尾巴，搭在另一个脑细胞身上时，彼此并不真正连在一起，而是留着一条非常细的小缝。从尾巴传来的电波，不是直接传到相邻的那个脑细胞身上，而是从尾巴末端"吐"出一点点化学物质（叫作"递质"，就是"传递信息的物质"），这种物质会引起相邻细胞膜（科学家称它为"后膜"）发生改变：使细胞打开细胞膜上的"通道"，让一些化学物质（就是"钠离子"）进来，细胞内的化学物质（就是"钾离子"）出去，这一进一出，使细胞膜上产生非常微弱的电流。这种电流飞快地在脑细胞间传递。脑细胞就是这样干着它的工作。科学家们设想，全身麻药很可能就是干扰了后膜上钠离子进入脑细胞，使得脑细胞传递不了信息，所以人就被麻了过去。

说是那么说，是不是确实如此，还需要证据！而证据，还在寻找！

口吃的病根在哪里

　　说话结结巴巴，古人叫作"期期艾艾"，这就是口吃。

　　口吃，多半发生在每句话的开头。发第一个音的时候，话就被绊住了，病人总要重复好几遍，才吐出第二个字音来。而且越急，停留在一个字音上的时间越长，这使听的人费力，说的人更着急。

　　不过，假如让口吃的人，合着拍子说话，或者让他唱歌，口吃却不见了，这真让人捉摸不透!

人为什么会发生口吃?

心理学家和神经科学家,都在寻找原因。他们纷纷发表看法,可是没有一种说法能让大家都接受。所以口吃的原因直到现在还不十分清楚。

有一种看法,认为一个人说话,像一架自动化的机器在进行工作。机器工作得好不好,总得有监督的仪器来监测,一旦发觉有什么不对头,监督仪器就会及时发出警报,立刻纠正。

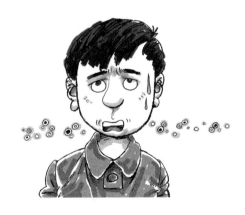

人的说话，也有"仪器"在监督，那就是我们的耳朵，它会把说话的声音不断送到大脑负责听觉的部位，这个部位发现发音、语调有错，马上会让大脑负责说话的部位立即改正过来。这就是正常人说话总是说得那么流畅的原因所在。要是负责听声的大脑出了故障，监督工作跟不上，不能非常利索地反应出来，说话也就结结巴巴的了。

这种说法有什么根据吗？

有！那些专家设想：既然口吃是因为监督"仪器"（也就是我们的耳朵）不正常造成的，索性不要监督了，岂不更好！于是他们把口吃的人放到非常嘈杂的环境里，四周的声响，把他的耳朵震"蒙"了，监督部门不再妨碍大脑管理说话的那个部位工作了，说话真的就痛快了。这个试验，证实了上面的那种说法。

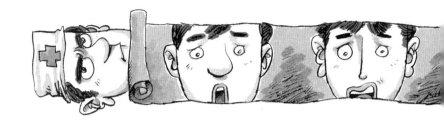

话虽如此，但科学来不得半点儿含糊。你说大脑管听、管说的部位出了故障，那好，你就得找出发生故障的具体位置，还要弄清楚这是一种什么样的故障。而这些，目前还做不到。

另外有一种说法，认为口吃的原因也在大脑。不过毛病不在语言中枢，而是与语言中枢相配合的那个部门出了差错。平常我们说话、发声时，不仅声带和喉头的肌肉开始忙碌，就连那些管呼吸的肌肉，也开动了起来，帮着运气发声。所有这些肌肉的行动都得听从大脑一个指挥部门的指挥。如果这个指挥部门的工作出现失误，说话就不会正常。

　　主张这一说法的专家，也有他们的证据：他们用肌电图测试了口吃者喉头肌肉的活动，发现那些肌肉工作得很不正常。可是，这些专家也同样拿不出大脑里管喉头肌肉的部位有病的证据。

　　此外，还有不少说法，比如有一位专家就提出这么一种看法：说话既然由半边大脑在管着（通常都是左半大脑），这半边大脑就是说话的优势大脑。正常人的优势大脑只有一边，可是口吃的人，他的优势大脑就有两边。它们两家都要抢着管说话，这下就苦了这张嘴，不知听谁的好，所以说话就没法利索。

　　说法虽然不少，可口吃的真正原因还是没有找到。

神秘的梦

你做梦吗?

我问过不少孩子："你做梦吗?"

多数孩子说："做!"也有少数说不做。

实际上,人在睡着之后都做梦,就连婴儿也不例外。

据专家们说:初生婴儿,他们睡眠中55％～80％的时间是在做梦,因为他们不会说话,所以在他们的梦里,顶多也只有些叮叮当当的响声。婴儿长到一岁左右，他们的梦就要少一些，只占整个睡眠的 1/3。孩子长到三四岁，梦更少了，不过占睡眠的 1/5，一直到长大成人，都是这样。

专家们做过这样的实验：让两个人进入睡眠状态，其中一人在出现眼球快速闪动的快速眼动期，马上叫醒他，问他做没做梦，他会告诉你："啊，我正梦着吃又大又甜的苹果，忽然听到有人喊我，我一惊就醒了。"另外一人，却不在快速眼动期让他醒来，他会回答你："我正睡得香着呢，你叫醒我，看你多讨厌！"所以，专家们说，如果你正好在快速眼动期醒来，你会记得梦中情景；如果不是，那就不会记起做过的梦。

梦是什么?

上面的例子只是说明了一个问题:梦在什么时候出现。但它并没有告诉我们,梦是什么。

20世纪初,奥地利有名的精神病学家弗洛伊德用他的"精神分析法",对梦做了一些解释。在弗洛伊德看来,梦是深藏在我们内心的一种愿望。平时我们的这种愿望决不轻易向人流露,即使在睡梦中,也总要乔装打扮一番,在一个故事里表现出来。弗洛伊德对自己所做的梦和一些病人所做的梦进行了研究。下面,就是他对自己所做的两个梦的剖析:

如果我晚饭吃的东西过咸,入睡之后,我就会做一个喝水的梦。醒来之后,我口渴得很,我确实想喝水。

弗洛伊德解释说：做这个梦的原因，当然是口渴，由于口渴而有想喝水的愿望。他通过做梦来实现这个愿望。弗洛伊德接着说：实现我们内心的愿望，这正是梦的功能（换句话说，这正是梦的本领）。

弗洛伊德的另一个梦，是这样引起的。

1897年春天，弗洛伊德所在大学的两位教授，准备推荐他晋升为副教授，弗洛伊德非常惊喜。不过，他转眼一想，大学里推荐升迁的事，往往一搁几年，自己什么时候能晋升为副教授，还不好说。

下面是弗洛伊德的回忆：

一天晚上，同事 R 先生来找我，谈起了提升副教授这件事。当晚我做了一个梦。梦中的

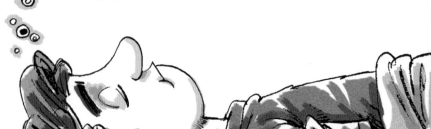

R先生变成了我的一个叔叔，他的长脸有些变了形，长着满腮的黄胡子。

早上醒来，一想起这梦，就觉得荒唐、无聊。R先生怎么成了我的叔叔，我只有一个叔叔，他确是长脸、黄胡子，这个形象怎么会安到R先生头上去了呢？

从这个梦里，弗洛伊德发现了梦的另一个重要内容，那就是"伪装"。弗洛伊德说，人和人在交往中，除了亲人和好朋友，谁也不会把心中的秘密，随便向别人去诉说。比如，明明我讨厌你，可出于礼貌或别的什么原因，见到你，还总是面带微笑，向你点头打招呼。这就是"伪装"。梦，也有这一手，它把心中的秘密或愿望，委婉地表现出来，总是表演得让人不易看出你内心的痕迹。

弗洛伊德说：他的叔叔曾经犯过法；而 R
先生是他的同事，相当受人尊重。

不过，在晋升副教授这件事情上，他的梦
让 R 先生变成了他叔叔，成为一个犯法的人。
犯法的人，是不能晋升的。他自己没有犯过错
误，言外之意，只有弗洛伊德自己才有晋升的
资格。这个梦虽然做了伪装，但还是露出了自
己希望晋升的意愿。对于这种伪装，按弗洛伊
德的说法，是不让人直接认出自己的愿望，是
自己存在顾忌的缘故。

愿望和伪装，成了梦的两种本领，只有看
清梦的愿望和看穿梦的伪装，我们才能弄懂梦
本身所代表的意义。弗洛伊德正是利用这一方
法，分析出隐藏在病人内心的秘密，给心理和
精神有病的人进行治疗。弗洛伊德开创了一个
治疗精神病和心理疾病的新天地，救治了不少

一向被认为无药可治的病人。弗洛伊德也因此获得了诺贝尔医学奖。

说到这里，可以回过头来，回答开头的问题：梦是什么？梦，是人在入睡之后的一种精神活动；梦里也有思想、情感和各种想象，看上去好像很真实；梦把自己内心的一种向往与愿望，经过乔装打扮之后，曲折地表达出来。

尽管弗洛伊德对梦的认识作出了贡献，但他所说明的，只是梦的一个方面，梦究竟是什么，还没有一个全面、明确的答案。

人为什么做梦

这仍然是个谜！

人一入睡，应该什么都不知道。可是，做起梦来，心里却又相当清楚明白，这梦究竟是怎么做起来的呢？是人脑的哪一部门在指挥、安排和编造这些梦幻的呢？

关于这些问题，有多种说法。

古时候有人说，做梦是灵魂干的事，在每个人的身体里，都装着个灵魂。身体睡着了，这个灵魂就跳出躯壳，自由自在地飘荡。灵魂就是梦的主角。这话当然毫无科学根据，因为无法证明灵魂的存在。

有一位著名科学家说，一个人在一整天的生活里，从眼见、耳闻、鼻嗅、皮肤感觉、亲身体会、自己思考、学习以及与他人的交往中，他的大脑会接受无数信息。如果这些信息一股脑儿都保留在大脑里，日久天长，大脑怎能受得了！于是趁着夜晚休息之际，把白日里所接受的信息清理一番。清理过程中，就产生了我们的梦。大部分无用的信息就此删除，有用的则留下，为数当然不多，大脑的负担就会轻多

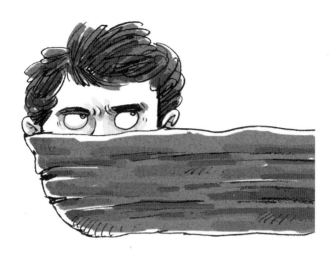

了。这位科学家认为，干此事的是大脑的记忆中枢。科学家的这些话，可以当作梦的解释，但没有实验或事实作为依据，这样的解释就缺乏说服力。

弗洛伊德对"人为什么要做梦"提出两点看法，很有意思。他说：

人总有梦想或愿望，有些是无法实现的。这时，梦却能给我们安慰和满足。弗洛伊德举了个例子：一个年幼时得不到父母疼爱的人，等他长大了,会经常梦见父母对他的百般爱怜。于是弗洛伊德说:梦,它带给我们"补偿"。

我们常会梦见自己尿急,却又找不着厕所的情景。弗洛伊德认为这有两层意义:一,梦正在警告熟睡的人:"有尿,忍一忍,不能尿床!"所以这样的梦,起着预警作用。二,脑十分看重睡眠,即使有点儿尿意,也不愿马上把人叫醒,可是也不能把尿撒在床上,这时梦就会出现,尽量减少尿意对睡眠的干扰,也就是延长了睡眠时间。所以弗洛伊德说:梦,是睡眠的守护者。

关于"人为什么做梦"的说法还有一些,但不管怎么解释,似乎都不曾找到正确的答案。

不做梦,行不行

据医学家测定,从我们闭眼入睡,到第二

天一早醒来，要做四至六个梦。做梦的时间，总共有一个半至两小时。睡觉既然重要，为什么还要用那么多时间去做梦，不做，行不行？

一位名叫第孟德的学者，曾做过这方面的研究。他的做法很简单，给受试的人戴上测脑电波的仪器，只要脑电波上出现做梦的波形，就马上叫醒他。头一夜，只叫醒他10次；可是到后来，叫醒他的次数，一夜比一夜多。到第六个晚上，叫醒他的次数一共有33次，要比头一夜多出2倍以上。这似乎告诉我们，我们的脑子是非做梦不行的，你越是叫醒它，让它做

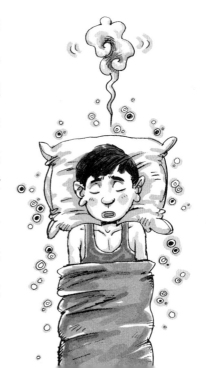

不成梦，它反而越要做梦，越要增加做梦的次数，硬是要把做不成的梦补回不可！

为什么人非做梦不行？

这又是一个谜！

人体内的"钟"

　　小时候，人总是贪睡，早上老是起不来，总是要妈妈推着、摇着，才能半睁着眼，打着哈欠，不情愿地起身穿衣。

　　等到长大一点儿，多半能自己醒来，一睁眼，正好是上学的时间。遇到考试或者学校组织大家去什么地方玩，人会特别来劲儿，天不亮就醒，一醒就起床，根本用不着别人催。

　　可是，为什么人睡着了会自己醒来，而且醒得不早不晚，恰到好处？

谁在管我们的睡和醒

大白天，人总是醒着；晚上，却又呼呼大睡。这睡与醒究竟谁在管？

这问题，在从前，你如果问研究医学的人，他可能答不上来。现在却难不住他们，他们会告诉你，在我们的脑内，有一个部门专管睡，另一个部门专管醒。哎，这真有意思！

管睡的部门，在脑子一处名叫"下丘脑"的地方，有人称它为"睡眠中枢"；管醒的，却在"脑干"（有人叫它"网状结构"，长长的连成一片，而不像别的中枢，只有小小的一点儿）。

提起网状结构，非常有名。发现它，还是70多年前的事。有两位医学家，一位是意大利人莫鲁齐，另一位是美国人马古恩，他们本来想看看大脑和小脑之间有什么关系，所以在猫的大、小脑之间，连了一根电线，电线路经脑干。可是，每次用电刺激一下小脑，麻醉了的猫就会忽然醒来，而且显得什么都明白而又放心不下的样子。这让两位医学家纳闷儿：怎么会有这样的结果？

于是，他们改变了研究课题，对这个奇特的现象继续研究下去，终于发现了脑子的一个秘密：网状结构。

网状结构，有不少功能，其中顶重要的一个，是让人清醒和引起注意，所以，又称它为"觉醒中枢"。我们白天不睡，就是它在发挥作用的缘故。即使已经睡着了，一遇"风吹草动"，它又会让你立马惊醒，甚至一骨碌从床上跳起来。就是说，网状结构不光让你醒，还决定着醒的程度，多有意思！

可是，问题来了：睡觉由脑子在管，清醒也由脑子管着，两部门之间会不会"打架"？谁听谁的呢？

这，你不用担心。管醒的中枢多半听从管睡的安排。只要管睡的中枢一兴奋，马上会把消息传给管醒的部门："嗨，老弟，我要睡了，你得安静点儿！"于是，网状结构真的不再让人老醒着。当然，要是脑子的网状结构受了伤或者得了病，那就会很糟糕，它不再管事，人就昏迷不醒，让医生很着急。

脑子中虽然有专门负责从睡梦中清醒的中枢，它却不会自己醒来，必须要有东西去刺激它才行，像上面所说的那只实验猫，用电去刺激，它才能转醒。现在，我们的问题是：人为什么不早不晚到时候能自己醒来，谁来催醒这个觉醒中枢呢?

人的体内装着一个"钟"

催醒觉醒中枢的,就是每个人身体内都有的那个"钟"!

早在 1728 年,法国的一位天文学家马兰,看到一种名叫"迷摩赛"(含羞草)的奇特花草,白天它的叶子打开,晚上却又闭合。仿佛这棵小小的草,也有着昼夜的节律变化,与人的睡和醒一样。自此之后,不少科学家着迷地研究起生物在白天黑夜的变化来。他们发现,绝大多数的生物,不仅有看得见的外观改变,同时还有内

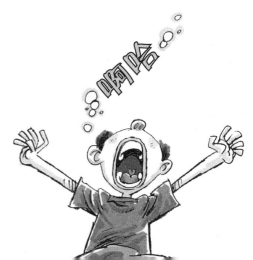

部变化。人体就是这样，比如血压、脉搏、呼吸，甚至体内化学物质的分泌，无不随着太阳的起落而变化着。我们的体温，从上午到下午1点左右趋于上升；到下午升至最高；过后，它又一点点地回落，直到清晨四五点到达最低点。这一升一降，相差可达1摄氏度。如果和睡、醒这个节律联系起来，可以看出：体温开始降低，正是人想睡觉的时候，体温降至最低点，觉醒中枢就开始启动。所以科学家推想，很可能是身体内有个"钟"在起作用，"时钟"转到某个时辰，身体的一些部件就跟着开始运转；等"时针"转到另一个钟点，另外一些部件又会主动起步。身体内部就这样地在按时运转。

科学家跟着提出一个疑问：是什么力量让生物具有这种节律改变？他们认为，很可能是光在发挥作用。

天，总是白天亮，晚上黑。这一亮一黑，是昼和夜的节律变化。变化的关键是什么？当然是太阳的光。所以是光对生命起着作用。

也许你会说，要是整天把人关在黑屋子里，一点儿光也不透，是不是体内这种昼夜变化就没有了？

科学家确实做了这样的实验。结果，体内各种变化依然如故，只是醒的时间要晚一点儿，比如本来应该每天早上七点钟醒来，可能推迟到八九点才醒。

所以，科学家认为，地球上的白天与黑夜，决定了人体内各种活动的昼夜变化。这种有规律的变化，就像钟表一样，昼夜不停地运转着。于是科学家形象地说，人的体内装着一个"钟"，这就是科学家常说的"生物钟"。

进一步追查

也许有人会问,生物钟装在人体的哪个地方?

科学家做了进一步的研究。

他们找来老鼠和其他动物,把它们的脑子分别加以损毁,看看损毁到哪些部位,会变更动物的昼夜节律。

结果,当动物的下丘脑受到损毁时,这个昼夜变化的节律就被打乱了。平时该睡的时候,它们不睡;不该睡的时候,又偏偏呼呼大睡,而且睡的时间很短。一句话,平时的作息时间,全乱了套!所以,有人认为,下丘脑里装着生物钟。

通过实验,科学家还发现,在下丘脑的下方,有一个管理视觉的中心,它和下丘脑有着千丝

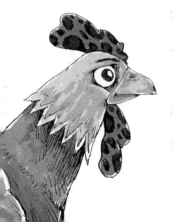

万缕的联系，似乎是它先感觉到昼夜光照的变化，然后把消息告诉给下丘脑，下丘脑得到消息，就发布命令：天亮了，该起床了！

认真的科学家还做了这样一个实验：让人住进一间密不透光的黑屋子里，屋内装有电灯，用它代替太阳光照。不过，用灯光照亮全屋的时间，可以缩得特别短，只有五六小时，黑夜于是就特别长；或者相反，灯光照的时间很长很长，黑夜却很短很短。结果怎样？

生物钟仍然按照原来的太阳光规律运行，一点儿也不被打乱。

科学家又想出另一个主意，把黑屋子里的电灯变成让人睁不开眼的强光，再用上面的方法进行实验。人的生物钟还照走不误吗？

这就完全不一样了。生物钟开始乱套，体内的各种变化也跟着乱转！毛病就由此产生。

这种情况是怎么回事？还无法解释。

除此之外，有些科学家还有一个疑问：生物钟究竟有几个，一个，还是两个？

为什么有这种疑问？

因为在人住进黑屋之前，体温开始下降时入睡；体温降到最低点时，人又醒来。说明身体听从同一个生物钟的调度。但在黑屋子里经过一段时间之后，情况出现了大变化：体温到达最低点的时间，从原来的清晨，提前到了黑夜，而且还在体温最低点的时候睡。规律全乱了。为什么会这样？

科学家于是做出了这样的猜想：人体内的生物钟，不止一个。管体温的生物钟和管睡醒的生物钟，它们的走法可以完全相同，可是，一住入黑屋子，这两个钟就你走你的，我走我的，完全不遵循同一个规律了。

这样的回答，又增添了新的疑问。

所以，单就生物钟本身来说，还有不少问题没有弄清。

也许有人会想，醒不醒的，有什么关系呀，科学家弄不清楚，就不去费事了吧，不是可以更省心吗！

科学家之所以要弄清楚睡和醒的规律，是因为不少疾病，把正常的昼夜节律搞乱了，结果该睡的时候睡不着，该醒的时候也醒不了，这不是很麻烦吗！如果我们能掌握大脑控制醒和睡的规律，说不定世界上就没有睡不着（也就是失眠）的苦恼，可能也不会再发生长睡不醒的情况，你说这该有多好！

关于睡眠的疑问

先给你说说猫

一只猫静静地躺在实验室里，它吃饱喝足了，把头枕在爪子上，全身蜷曲，睡得正香呢！

实验室里静悄悄的。

"叮"的一声响，研究人员把一根针扔在地上。

那只猫转动它的头，双耳竖起，对向声源，然后睁开了眼睛。它专心地注视着出声的地方，心跳加快。它似乎已看到了那根针，便起身走了过去，用鼻子闻了闻，见那针并没有什么敌意，就放下心来，又回到原处，继续它的美梦。

这就是猫的睡眠特点！

猫每天总要这样醒来几次，尽管它显出清醒的样子，好像十分在乎身边出现的动静。实际上，猫的这些动作，是在迷迷糊糊之中，带着瞌睡完成的，根本不像它清醒时那样警觉。

为什么研究人员要用猫来做睡眠研究呢？

也许你想不到，你身边的猫，是一种好睡的动物。人每天睡眠时间是 8 小时，猫要睡 12 小时，几乎把生命的一半时间花在睡眠上面！所以研究人员就选中了猫。

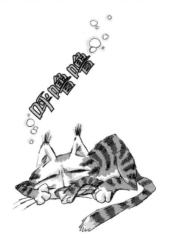

奇妙的睡眠

无论是猫，是狗，是狮子，还是人，睡眠都是一模一样，这是一种奇妙的境界。

假如你觉得困，想睡觉，你会先进入"入睡期"；几分钟之后，就来到"浅睡期"；接着就是"中度睡眠期"；最后就是"深睡期"。可能你会奇怪，这个期那个期，是凭什么划分的？那就是脑电图。从脑电图上所出现的不同电波，能够知道人或者动物的睡眠已经到达了什么样的深度。

是不是一夜之间，就简单地分为这四个时期呢？

不，问题并不如此简单。走完这四个时期，睡眠又会从深睡转至中度睡眠，再转成浅睡，然后又回到入睡期。接着又进入新的一轮睡眠时期。这样周而复始，经过四五个来回的反复，正好鸡叫天亮，睡眠结束，新的一天来到了。

睡眠的奇妙，并不止这些。1928年，两位俄国学者，以及25年之后的两名美国神经生理学家，他们先后都做过这样的实验：把熟睡婴儿的眼皮轻轻扒开，发现婴儿的眼球总在左右快速闪动，而且快速闪动的时间多，不动的时间少。这是为什么？

那两位研究神经生理的学者发现：人在从深睡转向浅睡时，眼球会闪动；而从浅睡转向深睡过程中，眼球就静止下来。这一发现给睡眠的研究打开了一扇新的大门。科学家开始领会在"非眼动期"，人的呼吸、心跳、血液流动，以至全身的肌肉力量，都会转缓减弱，所以眼球一点儿也不动（学者因此称这个阶段的睡眠为"非快速眼动期睡眠")。那么，在由深转浅的睡眠过程中，是不是心跳、呼吸等就应该越来越快呢？实验观察到的事实刚好相反，这时人的心跳反而更慢，血压更低，肌力更差，神经反应更迟缓，甚至想叫醒他都得费很大力气。眼球的快速闪动，也正是在这个时期出现，它就成了认识睡眠的一个最好标记（这时期的睡眠就称之为"快速眼动期睡眠"）。

发现了睡眠的这些奥秘，科学家自然会问：

为什么睡眠转浅，全身的生理活动反而更慢了呢？

为什么要出现"快速眼动"这种奇特的睡

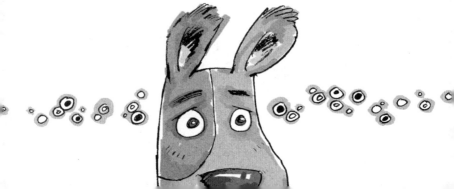

眠方式？它对人体有什么作用？

是身体的哪一部分在指挥调动"快速眼动期睡眠"的产生？

所有这些问题，直到今天，科学家还没有找到确确实实的答案！

等待解答

睡眠，还有好些问题等待解决。

比如，开头所说的那只猫，一根针落地的声响都能引起它的警觉，那么，猫的睡眠是不是总处在浅睡阶段？

不是。经过进一步研究，科学家发现，猫和其他哺乳动物的睡眠都有快速眼动这一时期。快速眼动睡眠使它们对外界刺激的反应能力降低了，这时，要是遇到敌人想来吃掉它们，它们怎么办呢？这点，你可以放心，一定会有身体的某些部位（科学家猜想是它们的脑）在关注着自身的安全。那么，会是哪些部位呢？如果是脑，又是脑的哪一部分呢？科学家还没有找到答案。

再有，人觉得困、想睡觉，睡眠就悄悄地走近我们。那么，睡眠又是怎样开始的呢？不少科学家把动物脑的某部分切断，这些动物就会只睡不醒；又切断其他一些动物的另一部分脑，这些动物又只醒不睡，由此似乎可以看出脑是睡眠的主宰者。但脑的这些部分又是怎么知道这时该睡，那时该醒的呢？于是，有些科学家就设想：是不是身体内部会产生一些特殊物质，能催促负责睡眠的那部分脑起来发动睡眠呢？比如，有位科学家故意不让一条狗睡觉，一睡就叫醒它。如此经过一周到二周的时间，然后抽取这条狗的脑脊液，注入到另一条狗的脑内，不久，这条被注入脑脊液的狗，便昏昏沉沉睡了起来，少则入睡两小时，多的可睡六小时。可见那条不让睡觉的狗的脑内可能有唤起睡眠的化学物质，不然怎么会使醒着的狗大睡起来呢？

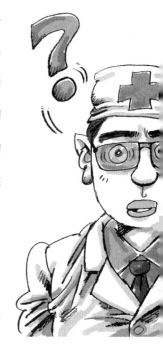

可是，这些引发睡眠的物质，究竟有没有？如果有，那是什么？它来自何方？这些都是尚无答案的问题！

用药的苦恼

　　我家对门住着位老伯伯。他每天晚上都睡不好觉，有时眼睁睁地直到天亮。医生说，他患了失眠症，给他开了安眠药。头几个月，老伯伯每天晚上吃一片药，睡得又香又甜，他很高兴。可是几个月之后，老伯伯觉得有点儿不对劲了，因为他非得吃两片才能睡得着，后来又增加到三片、四片才可以。于是医生给他换了药，也都是开头很灵，吃到后来，药效越来越差。那位老伯伯问医生："这是为什么？"

医生对他说：这是"耐药"。

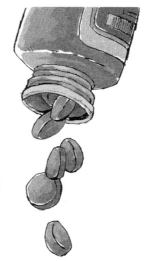

三种不同的情况

长期用一种药，身体似乎并不欢迎它，就会产生如下情况：

——连吃几天、几个星期或者几个月之后，药物效果会越来越不如从前，这就是耐药。前面说的那位老伯伯，就属于这一类。

——更让人吃惊的是，几分钟或者几小时之前，刚刚用过的药，再去使用，药效会大大降低，这叫"失敏"或者"快速耐药"。

——人们用一种药物消灭病菌或者害虫，时间长了，那些病菌和害虫的身体里会产生出对抗药物的本领，使这种药物对病菌和害虫失去作用，这叫"抗药"。

这些，都给药物学家出了难题：用药治病，怎么还会出现那么多麻烦！

麻烦究竟出在哪里

于是，研究药物的专家们议论纷纷。

一些专家认为，毛病出在"受体"身上。

那么，什么叫"受体"？

受体，就是长在细胞膜上或细胞内的一些生物大分子。不同的细胞有多种不同的受体。比如说，我们的肌肉活动，全靠肌细胞收缩。肌细胞接受运动神经的命令，要它动，它才动。可是，运动神经又是怎么指挥肌细胞的呢？说来话长，但非常有意思：在肌细胞表面，搭着纤细的运动神经，让肌细胞活动的命令，是由通过运动神经的非常微弱的电流传达下来的。
是不是这些电流就会使肌细胞活动起来了呢？
不，不是！

奇妙的是，这些微弱的电流，能使运动神经末梢"吐"出一些化学物质，它就叫"递质"（递质的种类很多，专门负责运动神经的那种，称之为乙酰胆碱）。这种东西让肌细胞膜上的受体（特称之为"胆碱能受体"，它只接受乙酰胆碱的作用）兴奋，它一兴奋，那些肌细胞就像触了电似的，也兴奋起来。肌细胞的唯一本领是收缩，人体活动就这样产生了。肌细胞有受体，全身的其他器官的细胞也有各自的专门受体。药学家就是根据受体的这个秘密，配制成能够使人体细胞产生假递质的药物，让受体上当受骗，跟着兴奋，从而起到治病的作用。另一些药，作用更奇特。它们专门占领受体，这样，即使真有递质出现，受体也还是无能为力。比如，使肌肉麻痹的药，就能占领肌细胞的受体，使肌肉出现麻痹。

现在让我们再回过头来说快速耐药问题。药学家认为，药物第一次用过之后，让受体发生了变化，或者连受体本身都消失了，所以再次用药时，药物也就起不了什么作用，或药效明显减弱。要是你进一步追问，为什么受体会起变化，甚至消失，药学家只好对你摇头了。

药物种类很多，有些药物的耐药问题能用受体来解释，有些却不能。比如前面说的那位老伯伯长期吃一种安眠药会失效，药学家只能用另一种说法来解释：人体内的肝脏能产生一种特殊的"酶体"，这种酶体对安眠药有破坏作用，吃药的时间越长，破坏越强烈。到后来，吃进去的药还没来得及发挥作用，就被酶体破坏掉了。

再说，有些药物用久了，身体对它已经习惯了，也就不再发生什么作用。因为身体内部总有一种使它内部稳定的力量，也有人称之为"生理适应"。

医学家发现，细菌在繁殖它们的后代的时候，每长出 1000 万个新细菌，会有一个发生"突变"。突变，就是细菌自身忽然产生和其他同类细菌有不一样的地方。一切生物（包括细菌）都有适应环境的能力。如果碰巧有一个突变细菌，具有对抗某种杀菌药的本领，麻烦就来了。因为细菌的繁殖能力极强，且速度惊人，几小时或几天之内，这种细

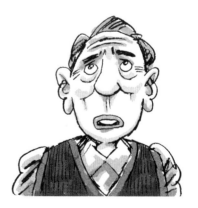

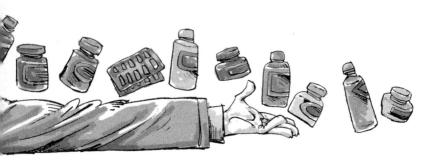

菌的数量就可以达到天文数字。单有一个小小的细菌具备抗药性，问题还不大，如果这个细菌的后代都有这一招，这时用这种药就会毫无效果。

除了突变这一说法，有人认为，细菌可能会产生一些分解药物的化学物质（总称它为"酶"），使这些药物很快被分解破坏，失去药性。也有人认为，细菌身上和药物相遇的地方，发生了改变，变得对药物不在乎起来，药物也就失掉了它的作用。还有人认为，细菌外面包裹的膜，本来能把杀菌药输送到细菌体内去，但有时由于突变或其他原因，这些菌膜拒绝送药入内，这样一来，杀菌药就不起作用了。

说法尽管很多，可是耐药、抗药的问题到今天还没有很好地解决，所以医生只好不停地给病人换药，药学家只好不断地制造新药，这当然不是好办法。如果有人能解决这些问题，那该多好啊！

渴的秘密

渴是一种警报

你一定尝过"渴"的滋味：口干唇焦，全身好像要燃烧一样；一见到水，便会扑过去，捧起碗，一口气喝它个底朝天。

渴代表什么？

渴代表身体里缺了水，而且不是一般的缺水。医学家曾经测试过，人有渴的感觉，身体里至少已经亏水 2%。这就是说：假如一个体重 50 千克的人，至少丢失了 50 千克 ×0.02=1 千克的水！这么看来，渴是一种信号，是身体在警告我们："不行啦，赶快喝水吧！"没有渴，我们可能一辈子也想不起喝水，准会把人活活干死。

动物实验给人的启示

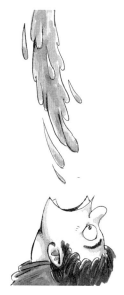

翻开医学史，回过头去看看前人对"渴"的说法，你会看到：渴是人的一种感觉，是嘴里唾液太少时候的一种反应；渴也是人的一种本能，和饿了就想吃饭一样，没有什么特别！

这样的说法，对现代医学家来说，不能不引起一连串的疑问：难道"渴"真是那么简单吗？人体里面，谁在管着渴这种感觉？渴又是怎么产生的呢？带着这些疑问，医学家开始了各自的研究。

让我们先来看个有意思的实验。

实验是这样的：把老鼠肚子里的一根最大的静脉血管（叫下腔静脉），用丝线牢牢结扎。这一来，所有从后腿和肚子里来的血回不到心脏，心脏等于丢失了 40% 的血液，老鼠就陷入了低血容量状态。等老鼠从麻醉中醒来，第一件事就是喝水，而且狂饮不止。这就是说，血量不足，是渴的一个原因。现在问题来了：血量少，为什么会引起口渴？于是医学家进行了许多实验，其中的一个实验，最让医学家吃惊：切掉了肾脏的老鼠，即使结扎了下腔静脉，它们也不会狂饮，似乎并没有口渴。这是为什么？

接着，医学家把摘下来的肾碾碎，滤掉碎屑，提取出液汁，再注入那些老鼠的血管里，你猜怎么着，那些老鼠开始拼命地喝起水来。医学家从肾脏的液汁里发现，有一种称之为"血管紧张素 Ⅱ"的化学物质，正是这东西使缺少血液的老鼠发生口渴。这样，问题似乎就清楚了。我们在大热天，使劲地跑，浑身大汗淋漓，我们的血量就会减少。血量一少，肾脏就产生这种血管紧张素，口渴由此而生。

实验做到这一步，该结束了吧！不，医学家还要追问，血管紧张素为什么会引起口渴？除了这种血管紧张素，还有没有别的东西能引起渴感？

不少科学家想到，血管紧张素一定是从肾脏产出后，随血流进入脑内，脑内多半存在对这种化学物敏感的部位（医学家给它取名为"血管紧张素感受器"）。医学家又在动物脑内寻找这种感受器。可是，寻找的结果，却引来了争论。不少科学家认为这个感受器在脑的第三脑室前面，一个名叫"穹隆下器官"的地方。可是，有好几位科学家把老鼠的这部分脑组织毁掉之后，再给老鼠注射血管紧张素，按说老鼠不该再渴了吧，可是过了一两个星期，只要再注入血管紧张素，老鼠立刻渴得要命。还有一些医学家认为，穹隆下感受器不是唯一能激发口渴的部位，脑内肯定还有别的部位也可以激发口渴，只是现在还无法找到它！另外

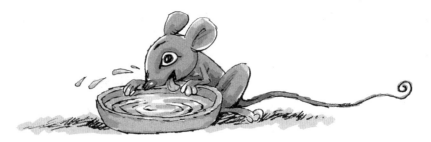

一些科学家，把老鼠腹内靠近横膈下方的迷走神经——切断。等老鼠恢复正常之后，再用各种办法（包括上面说的减低血容量的办法）引起老鼠的口渴，可是，老鼠竟然一点儿口渴的反应也没有。于是这几位科学家就说，口渴不光是脑所决定的，应该还有别的部门在参与渴感的产生。

血量不足可引起渴感，这一点没有人反对。可是，它是怎么引起渴感的，说法就多了，直到今天，还没有得出一个满意的答案。

围绕着渴感的争论还有不少，目前还没有一种说法能让大家一致接受。

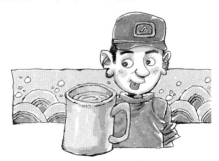

催眠奇事

如果你家里养着鸡，抓一只在手，它一定会乱闹、乱叫，拼命地想从你手里挣脱。

可是，只要你突然把它仰面朝天放倒在地上，本来扑棱着的鸡，却会缩着爪子、老老实实躺在那里，既不吭声，也不想逃走。一直到你把它再翻过身来，它才站起身，抖抖身子，慢慢地走开。

嗨，这是给鸡玩的什么把戏？

研究催眠的专家会告诉你：这就是动物催

眠术！

鸡可以被催眠，我们人呢？也能！你信
不信？

300 年前的催眠术

最早给人用催眠术的，是奥地利医生梅斯
梅尔，他用催眠术给病人治病。那是在 1766 年，
梅斯梅尔在他的治疗室里挖了一个大圆坑，坑
底竖立着好多根铁棍，铁棍弯向坑的四周。大

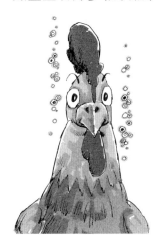

圆坑四周可以坐 30 多
个人，病人围坐在坑边，
每个病人的身体靠着一
根铁棍。然后，用绳索
把这 30 多个病人的身
体连接起来，病人又互
相手挽着手。梅斯梅尔

身穿淡紫色丝织长袍，手执魔杖。他来到一个病人面前，用目光紧紧盯着病人的双眼，或者用魔杖点在病人有病的部位。有时，他也会用一只手，将指头撮起，在病人的喉结处轻轻上下划动。这些动作，他一连可以做上几小时，直到这个病人的病痛得到缓解。只要一个病人被催眠，其他人也会一个个受传染似的，开始进入催眠状态，病痛也就好转了。

梅斯梅尔的催眠治病，轰动了整个欧洲。后来他去了法国，同样取得了成功。自此之后，催眠术开始进入医学领域。其中最出名的，要数苏格兰的一位外科医生依斯达尔，他用催眠术给几千名病人动小手术，病人居然不痛或痛得很轻。直到 1846 年前后，美国人开始应用全身麻醉药，这种催眠麻醉法才被淘汰。后来，心理学和精神病学大师弗洛伊德应用催眠术治疗一些精神心理疾病，使催眠术又被重新启用。1955 年，英国医学会正式承认催眠术可以治病。不过，这种治病方式做起来太麻烦，费时又费力，效果还不一定可靠。所以，应用越来越少，也就成为必然的结局了。

它并不让人入睡

催眠，是不是让人呼呼大睡？

不，不是。催眠，并不使人入睡，人仍醒着，只是变得有点儿特别：他们能听得进或看

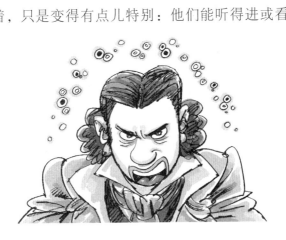

得见催眠师的话和手势，但对周围的活动和旁人的声音却根本不去理会。

这样，催眠师就趁机发挥他的本领，发出"命令"，让被催眠的人照他的话去做，不折不扣地照办。

世界上有一类病，又奇又怪。比如，病人本来好好的手脚，既未受伤，也没得病，可一转眼就活动不了；有的人生了点儿气之后，一觉醒来，却发不出声、说不出话来，任你吃药打针，就是不好。可是，经催眠师一催眠，然后对着患者轻轻地说：

"好，现在，把你的手抬起来，慢慢转动！"或者说："你可以发声了，来，跟着我说……"

于是，"病"真的好了！你说怪不怪。

其实，说怪也不怪。医生称这类病叫"癔症"，是人脑的某一部位，受了刺激，就不干活儿了的意思。如果受刺激的这部分大脑是管手脚活动的，手脚就动不了；管发声的大脑部位"罢工"，当然就无法发声说话。催眠，是先让脑子不顾别的事，只听一个人的"命令"。所以，催眠师让手脚动，手脚就乖乖地转动起来；管说话的部位，也会顺从地又开始干它的活儿——说话了。

催眠能让患者在动手术时，不感到疼痛，那是催眠师下的"命令"，是要求管痛的神经停止工作。于是，管痛的神经就真的"躺下不干"，痛也就离体而去！

这，就是催眠能治病的奥秘。

照这么说，催眠太厉害了，以后就全用催眠术治病吧。

当然不行。说穿了，催眠术只能治一部分心理上的病。如果身体真的有什么损坏，催眠绝对无能为力。更有意思的是，假使你不相信催眠术能"征服"你，任有多大催眠本领的催眠师，也休想把你"催眠过去"。只有相信催眠的人，才能被催眠，而且在 100 个相信催眠的人之中，不过 80 人能被催眠。如果想要把催眠加深，经得住更大的疼痛，这样的人就更少了，100 人中大约只有 25 人！

中国有句古话：心诚则灵。这句话套在催眠术头上，非常合适。

尚未解开的谜

许多人想弄明白：为什么人能被催眠？

上面提到的那位梅斯梅尔认为，在他身体里有股看不见的力量，或者说有一种看不见的"流体"，能从他的身体跑进另一个人的体内，这个人就被催眠了。这话，现在恐怕没有一个人会信。因为，既然是"力"、是"流体"，怎么会测不出来呢？为什么只有一部分人能被催眠，而不是所有的人都能被催眠呢？如果要让梅斯梅尔来回答，恐怕他也只能瞪着一双大眼看着你了。

稍晚于梅斯梅尔，有位英国外科医生叫布赖特。他说：做催眠，顶要紧的是要受催眠的人，双眼紧紧盯住眼前的一个瓶子或什么东西上面，双目一动不动，连眼都不眨。这样过一段时间，脑子渐渐地静下来，只看到或注意眼前的那个瓶子，什么事都不去想。换句话说，整个脑子只有管看的那部分在活动，其余部分全抑制住了，自然就不会再去留意周围的活动。照布赖特的说法：催眠，就是因为注意力集中了。这个解说，只是说明了实现催眠的方法，并没有完全说清催眠为什么发生，也没有回答为什么催眠之后只听催眠师的摆布。

后来，法国乡村医生李波儿也开始研究催眠，并免费用催眠法给农民治病。他还写了本书，书出版后，只卖出去一本，但他的主张在 16 年之后，引起另一位催眠师潘哈恩的注意，他们成了很好的合作伙伴。潘哈恩后来也写了一本书，却获得成功。李波儿对催眠的看法，到这时才为不少人所承认。他们主张的是：催眠的发生，完全是因为催眠师的"暗示"。

比如，像上面所说的那位手脚忽然不能活动的人，催眠师在他进入催眠状态之后，会轻轻呼唤他："现在，你的手会抬起了，会慢慢地转动了。"这些话，实际上就是暗示，说他的手能活动。于是这个人管手脚活动的脑部，果然一改以前不干活的脾气，照着催眠师的话干了起来。这么看来，光有催眠是成不了事的，还得进一步提出要求，这种要求不能用命令的口气，而是暗暗传达一种意见，让那些"罢工"的脑子，变得积极起来，有些病痛就这样解除了。

不过，李波儿和潘哈恩的"暗示"之说，也只说出了催眠治病的一种方法。至于催眠为什么能治病的奥秘，还是没有道出。

其他说法还有，但都没有真正说明人为什么会被催眠，催眠又为什么能治病的道理。这个道理恐怕要等待你去揭示了。

人体卫士

很多人见过破皮流血，却不一定见过血里的"勇士"——白细胞。

白细胞有兄弟五个：老大是中性粒细胞，接下去的是嗜酸性粒细胞、嗜碱性粒细胞、淋巴细胞和单核细胞。它们各有各的本领，各有各的职责，勤勤恳恳地看护着我们既热闹又复杂的身体。

老大哥的看家本领

老大哥——中性粒细胞，出生在人的骨髓里，经过两周左右的时间就长大成熟，然后进入到血液中。你知道每天进入血液的中性粒细胞有多少个吗？说出来，真惊人。如果按体重来计算，每千克体重一天要进入血液里15亿个中性粒细胞，如果遇到细菌入侵，数目比这还要大，往往成倍地猛增！为什么要有那么大数量的中性粒细胞进入血液？原来中性粒细胞的寿命很短，加上在血管中的旅行还要耽搁12小时，等到它们落脚到一个地方，也只能待上二天到四天，就开始衰老了。所以，人体需要不断地补充大量新细胞。

那么中性粒细胞在人体里是干什么的呢？

它们是专抓"坏蛋"的。这些坏蛋，就是细菌和霉菌。只要这些坏蛋一窜进人体，遍布人体各处的中性粒细胞马上就会出击，把来犯之敌一一消灭！

那么，它们是怎样消灭敌人的呢？

人体各处分布着大大小小的血管，一旦有"敌人"入侵，这些中性粒细胞马上就贴在小血管的内壁上，然后，它们从小血管管壁的缝隙里钻出去，悄悄向"敌人"靠近。因为这些坏蛋的身体要比中性粒细胞小得多，所以中性粒细胞就用自己的身体裹住坏蛋，然后分泌出化学物质把坏蛋杀死。

不过，我们也绝对不能小瞧了那些细菌，要是遇上厉害的对手，它们也会施放出毒素，使中性粒细胞成片成堆地倒下去。我们在发炎的伤口上见到的"脓"，正是这些牺牲了的中性粒细胞的尸体！

老大哥的"烦恼"

看了上面那一幕中性粒细胞杀敌的场景，我们就会深切感到这些细胞对我们身体健康多么重要！我们每天能有说有笑，能跑能跳，全靠这些勇士在保卫我们。

可是，有不少疾病，却不放过这些勇敢的卫士，害得它们无力杀敌！有些人经常反复发炎感染；有些人感染的病菌并不厉害，发病却很重；有些人甚至由急性病转成了慢性病。这很可能就是中性粒细胞出了毛病。

出在中性粒细胞身上的毛病有很多，可是目前对这些病的了解却很少。这使医生在治病时，显得力不从心。

　　这里举几个例子。

　　上面说过，中性粒细胞杀敌的第一步是先贴在小血管壁上，然后再钻出去。有些中性粒细胞就缺乏这种贴壁的能力，它只能随着血流漂泊。有一种先天性疾病，就是孩子总是反复感染（如肺炎、肠炎等）。医学家怀疑这是中性粒细胞丧失了贴壁能力，但究竟是怎么丧失的，还不清楚。

　　其次，是中性粒细胞丧失了爬行能力。血液里好些血细胞都不会爬动，中性粒细胞的四个弟弟也都没有这一手！能爬会动，可以说是中性粒细胞的看家本领，正因为如此，它才能接近敌人，把敌人消灭。医学家对这个问题很关心，做了深入研究，发现有不少情况能引起中性粒细胞失去爬行能力。例如，在重病、重伤、吃了某种药物之后，或者中性粒细胞本身有先天缺陷；再有一些眼前还找不到的原因（医生称这种情况为"懒惰白细胞"）。但在这几种情况中，中性粒细胞的爬行能力是如何被剥夺的，现在还不清楚。

还有一类病症，多半发生在刚出生的男婴身上，症状是婴儿总是反复感染。后来发现这种孩子身上的中性粒细胞不会吞吃细菌。是什么原因使这些中性粒细胞失去了擒敌的本领，医学家也不很清楚。

更让人不安的是，有些中性粒细胞明明把那些坏蛋吞进了自己的身体，却没有办法把坏蛋杀死。这一来，细菌在中性粒细胞的身体里照样活得很自在，因为外面有中性粒细胞的保护，医生用抗生素或杀菌药也杀不死它们。这样的炎症当然不能药到病除，病人不是反反复复地犯病，就是久治不好。医学家已证实，一种名叫"慢性肉芽肿"的病，病人身上的中性粒细胞就丧失了杀敌的能力。此外还有几种病症，也有同样的情况发生。可是，为什么这些病能使中性粒细胞失去它们的本领，医学家还不清楚。

老二、老三和老四

你大概没听说过嗜碱性粒细胞，我们姑且给它取个小名：老三。

有的人不能吃鱼虾；有些人对一些药有反应；有些人则一输血，皮肤就出现发痒的小红

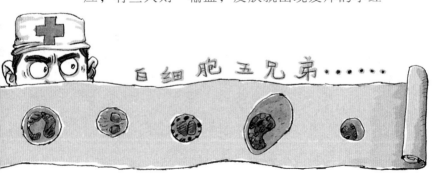

斑块，严重一点儿，还会引起哮喘病（呼吸时发出吹笛一样的鸣叫声，病人多喘不动气），顶顶严重时，人会陷入休克，测不到血压，或者喉头水肿，呼吸道被堵，生命垂危。这些，就是"过敏反应"（确切的称呼是"超敏反应"）。

是什么让人产生那么大的反应？

就是这老三。

有超敏体质的人，吃了鱼虾或者吸入花粉、尘土一类东西之后，如果是第一次碰上这些致敏物质（称之为"抗原"），就会产生一种特殊的化学物质（称之为"抗体"）。这时人体不会感到什么病痛。但若第二次再碰上同样的致敏物质，由于老三身上这时都带着抗体，于是马上会和新进来的抗原结合。这下可闯了祸，老三体内含着的各种各样的"小颗粒"会被释放出来。不同的颗粒，可引发不同的症状。超敏反应就这样发生了。

由此看来，老三似乎称不上是"人体卫士"，它干的倒是一种损害身体的勾当。其实，老三有过也有功。要说老三的好处，只有在人长肿瘤之后才能看到。在显微镜下，能见到肿瘤细胞的四周围满了老三的身影。医生见到这情景会十分高兴，因为这往往预示肿瘤病人的预后效果比较好。如果你对这现象，也来问个"为什么"，医生现在还说不上来。

说完老三，再来说说老二，老二的正式名字叫"嗜酸性粒细胞"。其实，它才是地地道道的人体卫士。第一，遇到老三惹起的超敏反应，老二会马上放出体内所含的"小颗粒"，让引起超敏反应的化学物质失去作用。第二，遇到寄生虫的一些幼虫（像蛔虫、血吸虫等的幼虫），老二就会粘在幼虫身上，同时放出另一些"颗粒"，将幼虫杀伤。

可是，老二偶尔也会不争气，它会出乎意料地使劲增多（医生称之为"嗜酸性粒细胞增多症"），使它在血液里的数量一下增加二至八倍。医生要找到引起这种情况的原因会十分费事，有时还寻不到病因。究竟它为什么要狂增，只能说：不知道！

至于老四，它的大名叫"单核细胞"，医生喜欢称它为"单核吞噬细胞"。平时，它总是显得很文静；一旦遇上细菌、肿瘤一类敌人，它先是对敌人识别一番，确认不是"自家人"之后，立刻动员同类细胞迅速分裂增生，壮大自己的声势。跟着，四面八方的单核细胞顺着血流奔赴有敌人的地点。老四的身躯相当高大，见到敌人就一口一个把它们吞掉（这时的老四，斗志旺盛，医学家形象地称它为"愤怒的单核吞噬细胞")。更有意思的是,它们的体内会根据不同的敌人产生出特殊的化学物质,把敌人一个个消灭。除此之外,它们还做"兼职"——清扫"战场",把发炎或长瘤地方死亡了的敌我双方的"尸体",清除干净。真是好样的!

但有时它也会唱唱反调。比如,要是它们的斗志过盛了,反而会来个180度的大转弯,不再杀菌灭瘤!这让医学家摸不着头脑:它们为什么要这样?再如,它能杀灭肿瘤细胞,但不知什么原因,也可以促使肿瘤生长,而且帮助毒瘤往别处转移;它既能消灭细菌,一不小心,它也能伤害正常细胞。所有这种"两面派"的特性,是怎么产生的,目前还是未知。

老五，好样的

老五，就是名震天下的"淋巴细胞"。

它何以如此威名显赫？

因为它是人体卫士中的主力军，它骁勇善战，前仆后继，十分了得！没有它的存在，人就会百病缠身，无法存活！

别看它的杀敌本领数一数二，个头却不大。从数量上看，一个成年人体内可以多达1000亿个！它们的老家，是骨髓。它们出生不久，就从骨髓进入血液，随血流漂向四方，在哪儿落脚，就在哪儿发育成熟，变成不同种类的淋巴细胞。这里，只说说其中的两种。

T细胞：淋巴细胞从骨髓出来，漂流到胸腺这地方（胸腺，是胸骨后面的一个小东西），在那里发育成熟，就成为 T 细胞。它的看家本领，是遇到病毒一类敌人侵入人体细胞时，或者碰上肿瘤时，马上认出这些家伙不是自家人，于是迎上前去，贴近敌方之后，放出一种"穿孔素"，在敌方细胞身上钻个小洞。这一来，水和钠盐就会涌入敌方细胞体内，把那些细胞活活解体。如果 T 细胞无法靠近敌人，那也不要紧，T 细胞会放出一种"毒素"，或者用别的办法，让敌人一命呜呼！

B 细胞：有些淋巴细胞从老家出来，要是落脚到淋巴结、脾脏这些地方，它们长大后，就成为 B 细胞。B 细胞遇上敌人，杀敌的方法和 T 细胞完全不同：先是辨清是不是敌人，如果是，就来了劲，"摇身"一变，把自己转变成另一种小东西：浆细胞。浆细胞会根据不同的敌人，制造出不同的化学武器：抗体。比如，要对付结核杆菌，制造出来的抗体，专使结核杆菌死亡；如果碰上痢疾杆菌，用对付结核杆菌的抗体，就无能为力了，这时它会制造杀痢疾杆菌的抗体。

可是，能干的老五，有时也会晕头转向，干出害人的蠢事来！

比如，有些病人输了亲兄弟姐妹或父母、子女的血，本来，在医生眼里，这是最理想的输用血液，可是，结果却要了病人的命！输血之后，短则两天，长的两周，病人先是发烧，出皮疹，又吐又泻；跟着眼珠发黄，便血；最后，多个脏器功能衰竭，十有九人要死亡。这是什么病？由什么引起？为什么那么凶险？输血前，有没有办法事先预测出来？这些，还都不十分清楚，只有个线索，医学家认为引发此症的祸首，不是别人，正是淋巴细胞！如果输血一方血内的淋巴细胞存在问题，而受血一方的淋巴细胞竟然失职，没有发觉输入的淋巴细胞带着毛病，蒙混过了关。之后，这些带病的淋巴细胞就会肆无忌惮地发展壮大，向病人身体发动进攻，终至夺人性命！

其他不知道的事还有没有？当然有。这里所说的，只是目前发现的一些情况而已！